Mit CBD

in 5 Tagen

zum

Nichtraucher

Thorsten Boos

Illustration: pixabay.com
Ein Titeldatensatz dieser Publikation ist bei der
Deutschen Nationalbibliothek erhältlich

Bibliographische Information der Deutschen
Nationalbibliothek:
Die Deutsche Nationalbibliothek verzeichnet
diese Publikation in der Deutschen Nationalbibliografie;
detaillierte bibliografische Daten sind im Internet über
http://dnb.de abrufbar
Herausgeber: Eigenverlag *wegreporter*
Thorsten Boos,
Hardtbergst. 13
76332 Bad Herrenalb
www.wegreporter.de

Inhaltsverzeichnis

<u>Liebe Leserinnen und Leser,</u>

Sie haben sich dazu entschlossen, mit dem Rauchen aufzuhören. Dazu erst einmal herzlichen Glückwunsch!

Ich möchte mich Ihnen zuallererst einmal vorstellen und Ihnen mitteilen, wie es zu diesem Buch gekommen ist. Mein Name ist Thorsten Boos, und ich habe bisher ein paar Bücher aus ganz anderen Bereichen veröffentlicht, die eher dem Genre Humor bzw. Unterhaltung zuzuschreiben sind.

Generell wäre ich wohl auch nie auf die Idee gekommen einen Ratgeber zu verfassen, wenn ich nicht selbst vor einiger Zeit in einem englischsprachigen Artikel darüber gelesen hätte, wie man sich mit Hilfe von CBD das Rauchen abgewöhnen kann. Als zu dem Zeitpunkt selbst noch starker Raucher, der schon einige erfolglose Versuche der Rauchentwöhnung hinter sich hatte, habe ich mich dazu entschlossen, dies in einem Selbstversuch auszuprobieren und mich generell mit der Thematik auseinandergesetzt.

So habe ich angefangen zu recherchieren, um was es sich bei CBD genau handelt und wie, - und vor allem warum es bei der Rauchentwöhnung helfen kann. Dabei fand ich heraus, was genau CBD im Körper bewirkt und dass es tatsächlich für mich ein geeignetes Mittel zu sein schien, um einen weiteren Versuch der Rauchentwöhnung zu starten.

Allerdings wurde mir ebenso schnell klar, dass es mit der Einnahme von CBD alleine längst nicht getan ist und es vielmehr einer ganzheitlichen Strategie bedarf, bei der CBD lediglich eine Hilfe sein kann, um keine körperlichen Entzugserscheinungen aufkommen zu lassen.

Also beschäftigte ich mich damit, was denn genau die Ursachen sind, warum wir rauchen um zu verstehen, womit ich speziell bei meinem Selbstversuch zu kämpfen haben werde, wenn ich mir das Rauchen abgewöhnen will. Mit diesem Wissen besorgte ich mir dann auch CBD und fing an, mich auf mein Vorhaben vorzubereiten.

Ja, Sie haben richtig gelesen. Um sich das Rauchen abzugewöhnen, bedarf es einer gründlichen Vorbereitung!

Gut vorbereitet, gewappnet mit dem Wissen über die Ursachen des Rauchens und dem besorgten CBD in den Händen startete ich also nunmehr meinen Selbstversuch.

Genau eine Woche später drückte ich meine letzte Zigarette im Aschenbecher aus und bin an diesem Tag bis heute zum glücklichen Nichtraucher geworden.

Zu meinem eigenen Erstaunen stellte ich fest, dass bei dieser Methode in Verbindung mit dem angewandten CBD die von mir gefürchteten Entzugserscheinungen gänzlich ausblieben.

Nachdem ich einige Zeit später im Bekanntenkreis dann einmal beiläufig von dieser CBD-Strategie erzählte, mit der ich es geschafft hatte, wurde ich von einem der Bekannten gebeten, ihm diese Methode genauer zu beschreiben. Tags drauf schrieb ich ihm dies dann in Kurzfassung und eher stichwortartig auf und schickte es ihm per E-Mail zu.

Etwa zwei Monate später schrieb mich dann eben dieser Bekannte über einen Messenger an um mir mitzuteilen, dass auch er es mit Hilfe von CBD und eben den zusätzlichen Schritten geschafft hat und mittlerweile nicht nur er, sondern auch seine Lebensgefährtin auf diese Art und Weise zum Nichtraucher wurden.

Das war dann letztlich der ausschlaggebende Punkt, das ganze in einem Buch zu verfassen, um auch Ihnen die Möglichkeit zu geben, diese Methode auszuprobieren und mit Hilfe von CBD ebenfalls von der Nikotinsucht loszukommen.

Dieses Buch versteht sich dabei weniger als Ratgeber, sondern vielmehr als Ihr direkter Begleiter auf diesem Weg!

In diesem Buch erfahren Sie:

- ✓ **Wie Sie sich auf Ihre rauchfreie Zukunft optimal vorbereiten**

- ✓ **Was Sie über die Ursachen des Rauchens wissen sollten**

- ✓ **Welche typischen Fehler es gibt und wie Sie diese vermeiden**

- ✓ **Was genau CBD ist und was es in Ihrem Körper bewirkt**

- ✓ **Wie genau Ihnen CBD bei der Rauchentwöhnung helfen kann**

- ✓ **Ihren <u>5-Tage Erfolgsplan</u> zum Nichtraucher**

Das Gute vorweg:

Sie dürfen dabei in den nächsten Tagen weiterhin ~~wie gewohnt~~ rauchen!

Sie ändern dabei als Teil dieser Strategie lediglich Ihr tägliches Rauchverhalten und werden am Ende durch den methodischen Aufbau dieser Rauchentwöhnung und letztlich auch dank CBD nicht mehr den Drang verspüren, zur Zigarette greifen zu wollen.

Zuallererst - bevor es losgeht, gilt es sich vorzubereiten und den Feind in uns, der uns immerzu zum rauchen verleitet genauestens kennenzulernen. Denn nur wenn wir diesen kennen und wissen wie er agiert, können wir ihn anschließend auch erfolgreich bekämpfen.

Das wussten auch schon die alten Feldherren der Antike. Bereits damals wurden Boten und sogenannte Späher ausgesandt, um sich einen Überblick über die Größe und Waffengewalt der feindlichen Armee zu verschaffen. Zurück in der Heimatfront konnte dann mit diesen Erkenntnissen ein etwaiger Angriffskrieg überhaupt erst strategisch vorbereitet werden.

Vielleicht stellen Sie sich jetzt die Frage, was dies mit der Rauchentwöhnung zu tun hat – Eine ganze Menge! Denn auch dabei bedarf es der richtigen Strategie.
Als kleine Anekdote zwischendurch liegen Militär und Rauchen gar nicht so weit auseinander, als vielleicht angenommen.

Oder wussten Sie, dass die »Zigarettenpause« ihren Ursprung in der Feldartillerie hat?
Denn die Dauer für das Nachladen einer Vorderlader-Kanone entsprach damals in etwa der Rauchdauer einer Zigarette. Während also der eine Teil der Mannschaft die Kanone lud, qualmte ein Teil der restlichen Kameraden indessen oftmals eine Zigarette. So kam es schlussendlich zu dem bis heute geläufigen Begriff »Zigarettenpause«.

Selbstverständlich kann ich Ihnen an dieser Stelle keine Garantie geben, dass diese Methode auch bei Ihnen zu 100% funktioniert. Aber ich kann aus eigener Erfahrung -und eben der Erfahrung meiner Bekannten heraus sagen, dass diese mit Hilfe von CBD sowie den weiter in diesem Buch aufgeführten Punkten zum Erfolg führte. Vielleicht haben Sie auch schon einige Versuche hinter sich und sind gescheitert?

Dann kann ich Sie erst einmal beruhigen. Die Allerwenigsten schaffen den Absprung gleich beim ersten Versuch. Grund hierfür ist meist die falsche Strategie oder das leider immer noch fest in den Köpfen verankerte denken, dass man eine immense Willenskraft aufwenden muss, um sich das Rauchen abzugewöhnen.

Das vorliegende Buch wird Sie aktiv unterstützen, Ihr Vorhaben erfolgreich in die Tat umzusetzen. Dank einer ganzheitlichen Methode, die sowohl die körperlichen als auch die psychischen Ursachen des Rauchens angeht und zudem mit Hilfe von CBD frei von den gefürchteten Entzugserscheinungen funktioniert. Dabei begleitet Sie dieses Buch nicht nur auf dem Weg zu Ihrer letzten Zigarette, sondern auch weit darüber hinaus.

Vielleicht ist dieses Buch auch nicht Ihre erste Lektüre, mit Hilfe derer Sie sich das Rauchen abgewöhnen wollten. In dem Fall mag Ihnen vielleicht einiges hier beschriebenes bereits bekannt vorkommen. Ich bin mir jedoch sicher, dass Sie in diesem Buch auch einiges Neues erfahren werden. Nicht zuletzt, indem ein ganz neuer Weg beschrieben wird und hierbei ein Teil der Strategie auf der Wirkungsweise von CBD beruht.

Lerne deinen Feind kennen

Zu einer guten Vorbereitung gehört, dass wir uns gut vorbereiten und uns mit dem Feind auseinandersetzen müssen. Auf den ersten Blick mag es etwas seltsam klingen, -sich auf das Nichtrauchen vorzubereiten-

Stellen Sie sich einmal vor, Sie möchten an einem Marathon teilnehmen, der in drei Monaten stattfindet. Sicherlich würden Sie die Zeit bis dahin doch auch sinnvoll nutzen. Sie würden Ihre Kondition und den Laufschritt trainieren, um für dein eigentlichen Lauf Ihre Kraftreserven richtig einschätzen zu können. Schließlich wollen Sie ja auch am Ziel ankommen. Würden Sie das nicht tun und sich stattdessen völlig unvorbereitet kurz vorm Start Ihre Turnschuhe anziehen und sich an den Start stellen, wäre die Wahrscheinlichkeit, dass Sie das Ziel nicht erreichen eher sehr hoch einzuschätzen.

In unserem Fall gehört zu einer guten Vorbereitung, den Feind, den es zu bekämpfen gilt genau zu kennen. Dazu stellt sich erst einmal die Frage, wer oder was ist denn nun genau Ihr Feind?
Nun, die Frage lässt sich relativ leicht beantwor-

ten. Denn er ist ein Teil von Ihnen selbst.

Er steckt sozusagen bereits sogar direkt in Ihnen. Dabei ist er allerdings so geschickt, dass er sich gleich in zwei Bereiche Ihres Daseins eingenistet hat. Nämlich zum einen in Ihrem Körper, und zum anderen in Ihrer Psyche. Und genau da sind wir auch schon beim eigentlichen Punkt angelangt. Es gibt also eine körperliche und eine psychische Ursache, die einen als Raucher dazu verleitet immer und immer wieder tagtäglich zur Zigarette zu greifen. Erst wenn man verstanden hat, wie diese beiden Ursachen zusammenspielen und wie genau Sie in uns agieren, können wir sowohl die psychischen, als auch die körperlichen Symptome während der Rauchentwöhnung verstehen und deuten - und schlussendlich mit Hilfe dieses Wissens auch bekämpfen.

<u>Die körperliche Ursache des Rauchens:</u>

Dazu wollen wir uns erst einmal verinnerlichen, was genau in und mit Ihrem Körper passiert, wenn Sie rauchen. Nein, keine Angst!

Sie bekommen nun keine Litanei über die Gesundheitsrisiken und Gefahren des Rauchens geboten. Dass Rauchen schädlich ist, brauche ich Ihnen sicher nicht zu sagen. Und als ehemals selbst starker Raucher weiß ich auch nur zu gut, dass weder die vermeintlich abschreckenden Bildchen auf den Zigarettenpackungen, noch eine Auflistung jeglicher Gesundheitsrisiken dazu führt, sich auch nur eine einzige Zigarette am Tag weniger anzustecken.

Vielmehr möchte ich Ihnen aufzeigen, was in Ihrem Körper genau in dem Moment passiert, wenn Sie sich eine Zigarette anzünden und den Rauch inhalieren. Dieses Wissen ist extrem wichtig um zu verstehen, warum sie quasi im wörtlichen Sinne »bei der Stange« gehalten werden. Beleuchten wir also einmal die rein körperliche Ursache, um die Reaktionen unseres Körpers besser verstehen zu können, wenn wir ihm zukünftig kein Nikotin mehr zuführen.

Dazu denken Sie bitte einmal an den Moment, als Sie zum ersten Mal in Ihrem Leben eine Zigarette auf Lunge geraucht haben. Lassen Sie mich raten – es war scheußlich, oder?

Die meisten Menschen haben keine wirklich schöne Erinnerung daran. Man bekam weiche Knie, wurde bleich, es wurde einem schwindelig oder schlecht…
Im Prinzip kann man festhalten, dass es doch gar nicht so einfach war, überhaupt mit dem Rauchen

anzufangen. Trotzdem haben Sie es geschafft. Genau wie ich und viele weitere Millionen Menschen vor und nach Ihnen.

Was aber ist heute anders?

Was ist geschehen, dass Ihr Körper heute nicht mehr mit dieser abwehrenden Heftigkeit reagiert als eben bei Ihrer ersten Zigarette? Denn mal ehrlich. Würde jeder Raucher heute noch die gleichen ekligen Symptome verspüren, als bei seiner ersten Zigarette, gäbe es bestimmt ab morgen nur noch Nichtraucher und verzweifelte Aktienbesitzer der Zigarettenindustrie.

An dieser Stelle räumen viele Raucher den oft zitierten Satz ein *»Ich rauche aber doch gerne!«*

Hand aufs Herz. Bei diesem Satz handelt es sich doch im Grunde um nichts anderes als reinen Selbstbetrug. Mal angenommen, es gäbe eine Zauberformel, bei der jeder Raucher, der dreimal um einen Baum rennt augenblicklich zum Nichtraucher würde. -Ich wette die Wälder wären überfüllt von um Bäume rennenden Rauchern.

Zumindest habe ich noch keinen einzigen Raucher kennengelernt, der sich nicht sofort auf den Weg zum nächsten Baum machen würde. Das heißt doch, fast jeder Raucher würde generell schon gerne aufhören, wenn er wüsste wie es funktioniert und wenn die gefürchteten Entzugserscheinungen nicht wären. Doch leider gibt es diese Zauberformel nicht. Und leider setzt das Nikotin nebst einiger weiteren Giftstoffe bei jeder Zigarette im Körper eine Kettenreaktion in Gange bzw. hält diese am Laufen. Denn tatsächlich greift das Nikotin aktiv in die Stoffwechselprozesse des Körpers ein. Fragt man einen Raucher, warum er raucht, bekommt man als Antwort oft »zur Entspannung«.

Die Wahrheit ist aber in Wirklichkeit genau anders herum, als sie wahrgenommen wird. Denn nicht das Rauchen selbst entspannt. Der einzige Stress, der durch das Rauchen bekämpft wird ist der Entzug vom Rauchen selbst. Kurz gesagt, rauchen Raucher, um sich eine zeitlang genauso entspannt zu fühlen, wie es vergleichsweise Nichtraucher immer tun.

Der eigentliche Stress wird nämlich erst durch das Absinken des Nikotinspiegels im Körper verursacht, der während des Rauchens einer Zigarette wieder aufgefüllt wird. Das angenehme und wohlige Gefühl kommt also nicht durch die von die Zigarette herbeigeführte Entspannung, sondern gänzlich und alleine durch die Befriedigung des Suchtdrucks aufgrund abgesunkenen Nikotinspiegels. Auf den ersten Blick klingt das jetzt so, als hätte uns unser Körper schon dermaßen im Griff, dass es beinahe ausweglos erscheint, alleine nur mit den körperlichen Entzugserscheinungen fertig zu werden. Doch weit gefehlt. Denn der menschliche Körper baut das ihm zugefügte Nikotin in relativ kurzer Zeit bereits wieder ab.

Schon nach rund einer dreiviertel Stunde hat unser Körper den Großteil des Nikotins bereits wieder soweit abgebaut, dass er erneut nach Nachschub schreit. Daher ist es auch nicht weiter verwunderlich, dass sich der durchschnittliche Raucher etwa alle 45 Minuten eine Zigarette ansteckt.

Hochgerechnet auf die Wachzeit kommt man so auf zirka 20 Zigaretten pro Tag. Dies entspricht auch der Tagesration der meisten Raucher.

Diese Tatsache über das durchschnittliche Rauchverhalten weiß natürlich auch die Zigarettenindustrie und hat es sich zu Nutze gemacht. Somit ist es kein Zufall, dass diese Packungen in der Größenordnung von 20 Zigaretten anbietet. Noch bis in die späten 90er hinein waren diese Packungsgrößen auch Standard. Auch heute noch zählen Packungen mit dem Inhalt von Plus

Minus 20 Zigaretten zu den am meist verkauften.
Und das trotz den zusätzlich im Handel angebotenen Großpackungen von 30 oder mehr Zigaretten je Packung.

Doch warum ist das nun so?
Warum fordert unser Körper in regelmäßigen Abständen eine erneute Ration Nikotin?

Schuld daran sind dabei bestimmte Nervenzellen, bzw. die Rezeptoren derselben. Um Ihnen zu erläutern, wie diese funktionieren, stellen Sie sich bitte einmal folgendes Szenarium vor:

Sie sitzen im Hochsommer in Ihrer Wohnung. Damit es schön kühl bleibt, haben Sie diese etwas abgedunkelt und die Jalousien herunter gelassen. Nun gehen Sie raus auf die Straße und begeben sich von einem Augenblick auf den anderen aus der dunklen Wohnung heraus direkt ins grelle Sonnenlicht.

Was passiert nun? Ihre Augen benötigen einige Zeit, um sich den hellen Lichtverhältnissen anzupassen und die Pupillen zu verkleinern. Während dieser Zeit werden Sie versuchen, dem Lichtreiz auszuweichen. Sie werden entweder aus Reflex die Hand über Ihre Augen legen, oder versuchen

Ihre geblendeten Augen auf eine andere Art und Weise vor dem plötzlichen Lichtreflex zu schützen. Ähnlich reagierten bei Ihrer ersten Zigarette auch die Rezeptoren an Ihren Nervenzellen. Als Sie sich damals Ihre erste Zigarette angesteckt haben und der Rauch Ihre Lungen füllte, breitete sich das durch den Rauch aufgenommene Nikotin in Sekundenschnelle über die Blutbahn überall in Ihrem Körper aus.

Dort traf es dann auf bestimmte Nervenzellen, bzw. einer auf diesen befindlichen Rezeptorenart, die auf das Nikotin reagierte. Dazu muss man wissen, dass es sich bei Nikotin um ein reines Nervengift handelt.

Mit dieser ersten Zigarette setzten Sie damals Ihren empfindlichen Nervenrezeptoren nun völlig unvermittelt diesem Nervengift aus. Genau wie Ihre Augen in dem Vergleich mit dem Sonnenlicht, versuchten nun diese Rezeptoren dem ganzen entgegenzuwirken und sich zu schützen. Nur leider verfügen diese im Gegensatz zu Ihren Augen nicht über Pupillen, die sich bei Bedarf automatisch vergrößern oder verkleinern lassen um sich neuen Lichtverhältnissen anzupassen. Daher waren die Nervenrezeptoren dem zugefügten Nikotin erst einmal völlig schutzlos ausgeliefert.

Nun kommt noch dazu, das sich blöderweise die besagten Nervenzellen, bzw. die Rezeptorenart, die eben auf das Nikotin reagiert überall in Ihrem Körper befindet. Diese sitzen in Ihrem Darm, in den Muskelzellen und unter anderem auch in Ihrem Gehirn.

Und wie bereits erwähnt, verfügen diese über keinen direkten Schutzmechanismus und sind erst einmal gezwungen, das bis dato für sie völlig unbekannte Nervengift Nikotin aufzunehmen und damit restlos überfordert. Aus diesem Grunde reagierte Ihr Körper deshalb bei der ersten Zigarette auch mit den typischen Vergiftungserscheinungen wie Übelkeit, Magenschmerzen, Schwindel und vielen weiteren Symptomen. Und genau das ist auch der Grund, warum man seine erste Zigarette meist in eher schlechter Erinnerung hat bei den meisten »Erstrauchern« auch eben genau diese Reaktionen auftreten.

Ihr Körper wollte aber nun dieses Gift trotzdem irgendwie schnell wieder loswerden und begann sofort damit, dies abzubauen. Und da so ein menschliches Körperinneres ja ein fleißiges Kerlchen ist, hat er es geschafft, bereits schon nach etwa zwanzig Minuten einen Großteil des zugefügten Giftes wieder aus dem Körper zu kriegen.

Somit verschwanden auch nach kurzer Zeit die üblichen Symptome wie Schwindel, Übelkeit ect.

Doch als Dank dafür, dass Ihr Körper so gute und schnelle Arbeit leistete, haben Sie ihm aber damals auf dem Weg zu Ihrer Raucherkarriere dann irgendwann erneut diesem Giftcocktail ausgesetzt, indem Sie wieder eine Zigarette rauchten. Beim zweiten Mal waren die Reaktionen Ihres Körpers darauf wahrscheinlich nicht mehr ganz so stark als noch bei Ihrer ersten Zigarette. Das liegt daran, dass Ihre Körperzellen nicht nur fleißig, sondern darüber hinaus auch noch überaus schlau sind. Diese erinnerten sich nämlich noch an das erste Mal und schlossen sofort einige der Andockstellen ihrer Rezeptoren. Vergleichbar, als wenn Sie in dem oben genannten Beispiel mit dem Sonnenlicht beim nächsten Mal direkt bei verlassen der Haustüre Ihre Sonnenbrille aufsetzen, damit nur noch ein Teil des grellen Sonnenlicht Ihre Augen überhaupt erreicht.

Wahrscheinlich dachten Sie sich dann bei Ihrem zweiten Rauchversuch -genau wie ich damals:
Prima, geht doch. Ich muss das nur üben!
Und dem Anschein nach haben Sie das auch fleißig geübt – sonst hätten Sie heute wohl nicht dieses Buch in der Hand.

Im Laufe der Zeit und weiteren Rauchversuchen, haben sich dann schließlich die Nervenzellen mit den betreffenden Rezeptoren in der Form an das immer wieder zugefügte Gift Nikotin gewöhnt, indem sie quasi einen Teil der Rezeptoren abdeckten und dadurch unempfindlicher wurden.

Ganz nebenbei ist das auch der Grund, warum Raucher einen weit schlechteren Geschmacks- und Geruchssinn haben als vergleichsweise Nichtraucher. Also im Prinzip so, als wenn Sie Ihre Sonnenbrille dauerhaft tragen würden. Im grellen Sonnenlicht wären Sie dadurch zwar gut geschützt. Aber spätestens wenn Sie sich dann wieder in Ihrer abgedunkelten Wohnung befinden, würden Sie damit weit weniger wahrnehmen als ohne.

Wie Sie also gesehen haben, baut Ihr Körper das zugefügte Nikotin innerhalb relativ kurzer Zeit wieder nahezu komplett ab. Dadurch verschwindet aber ebenso nach dieser kurzen Zeit auch wieder der Reiz auf Ihre Nerven. Genauso, wie in Ihrer Wohnung auch der starke Lichtreiz auf Ihre Augen verschwinden würde, wenn Sie mit Sonnenbrille aus der grellen Sonne heraus wieder Ihre Wohnung betreten. Sie würden dann also in Ihrer Wohnung sitzen, die Jalousien noch immer geschlossen, damit die Hitze auch schön draußen bleibt. Nur tragen Sie ja immer noch Ihre Sonnenbrille.

An der Stelle hätten Sie aber gegenüber Ihren Nervenrezeptoren einen großen Vorteil!
Sie könnten die Sonnenbrille einfach abnehmen und würden dann Ihre Umgebung wieder normal wahrnehmen.

Ihre Rezeptoren würden dies aber nicht tun. Sie sind zwar schlau und haben mittlerweile einen Weg gefunden sich teilweise abzuschotten um sich dadurch vor dem Nikotin zu schützen. Aber sie sind eben nicht nur schlau, sondern auch vorsichtig. Denn wie die Erfahrung ja mittlerweile gezeigt hat, wissen diese genau, dass die nächste Ration des Nervengiftes bestimmt nicht lange auf sich warten lässt. Deshalb schützen sich sich auch dann noch weiterhin, wenn das zugefügte Nikotin wieder aus ihrem Körper abgebaut ist.

Stattdessen sitzen dann die Rezeptoren sozusagen herum und stellen fest, dass sie nichts tun tun haben. Und wie das eben so ist, wenn einem langweilig ist, sucht man nach einer Beschäftigung. Und genau das tun dann auch die Rezeptoren Ihrer Nervenzellen.

Somit teilen diese Ihrem Gehirn mit, dass ihnen langweilig ist. Das Gehirn weiß natürlich, dass sich die Rezeptoren ein Stück weit abgedeckt haben und dadurch unempfindlich geworden sind.

Also sucht es nach einer Möglichkeit, diese auszulasten und zu beschäftigen, damit sie Ruhe geben. Da das Gehirn aber auch weiß, dass sich für die Nervenzellen Nikotin als gute Beschäftigung herausgestellt hat, sorgt es nun dafür, dass wir leichte Entzugserscheinungen verspüren und bereitwillig zur nächsten Zigarette greifen. Dadurch versorgen wir die Nervenrezeptoren wieder mit Arbeit und diese geben erst einmal, wieder Ruhe.

Wenn auch nur für die nächsten 45 Minuten, bis das Nikotin dann wieder erneut nahezu gänzlich aus dem Körper abgebaut ist und dann das ganze Spiel wieder von vorne beginnt. Somit setzen wir also jeden Tag aufs Neue mit der ersten Zigarette des Tages, die wir uns morgens anstecken, eine Kettenreaktion in Gange.

Sie haben nun erfahren, wie der »Feind« Ihren Körper beeinflusst und was er anstellt, um dafür zu sorgen, dass sie ihm immer wieder erneut Nikotin zufügen. Als nächstes Erfahren Sie wie das Rauchen ihre Psyche beeinflusst.

Die psychische Ursache des Rauchens:

Um das zu verstehen, müssen wir erst einmal erläutern, in welchen Situationen Raucher regelmäßig zur Zigarette greifen. Meistens sind dies typische Rituale wie beispielsweise zur Tasse Kaffee, nach dem Essen, beim Autofahren, nach dem Sex, am PC, auf dem WC, in der Pause, bei stressigen Situationen...ect.

Das heißt, als Raucher verknüpft man solche Situationen, in denen man für gewöhnlich raucht somit automatisch mit einer Zigarette. Wenn Sie also beispielsweise regelmäßig zur morgendlichen Tasse Kaffee eine Zigarette rauchen, und Sie jetzt einmal für einen Moment an Ihre Tasse Kaffee morgen früh denken, denken Sie mit hoher Wahrscheinlichkeit auch gleichzeitig an die »dazugehörige« Zigarette.

Es findet also eine klassische Konditionierung statt. Diese tritt immer dann auf, wenn zwei unterschiedliche Reize in einer unmittelbaren zeitlichen Abfolge zueinander stehen. Dann werden diese beiden Reize im Gehirn miteinander verknüpft. Das bekannteste Beispiel für eine solche Konditionierung ist der »pawlowsche Hund«.

Ivan Pawlow, der einstige Besitzer dieses Hundes, ließ seinem Hund immer kurz bevor er ihm das Futter reichte, ein Glöckchen ertönen. Schon nach kurzer Zeit begann der Speichel des Hundes bereits bei dem Glockenton zu fließen, obwohl noch kein Futter gereicht wurde. Der Hund assoziierte also Glockenton = Futter.

Und genau diesem Instinkt folgt auch unser Gehirn. Wenn wir es zum Beispiel gewohnt sind, uns jeden Morgen zur Tasse Kaffee eine Zigarette anzuzünden, verknüpft unser Gehirn relativ schnell unweigerlich jeden Morgen den Kaffee mit einer Zigarette.

Genauso verhält es bei jeder Situation, in der wir bislang regelmäßig rauchten. Um dies zu verdeutlichen, überlegen Sie bitte einmal an dieser Stelle, bei welchen Situationen Sie regelmäßig zur Zigarette greifen. Bestimmt werden Sie feststellen, dass es im Prinzip meistens die gleichen Momente sind.

Neben der klassischen Konditionierung gibt es darüber hinaus noch einen weiteren psychologischen Aspekt, der rein ritueller Natur ist. Sie kennen das bestimmt:

Man greift nach der Zigarettenschachtel. Öffnet die Packung. Zieht eine Zigarette aus dieser heraus. Nimmt die Zigarette zwischen die Finger. Führt sie zum Mund. Riecht dabei den leicht süßlichen Geruch. Darauf folgt dann das Klicken des Feuerzeugs. Dann der erste Zug. Man spürt, wie der Rauch in die Lungen gelangt und diese füllt. Diese rituelle Handlung hat sich so verinnerlicht, dass es für einen kurzen Moment wirklich gut tut. Man hat für einen Moment das Gefühl des Entspannens.

Auf psychologischer Seite gilt es also lediglich diese beiden Aspekte zu überwinden, wenn man sich das Rauchen abgewöhnen will. Ja, Sie haben richtig gelesen. ABGEWÖHNEN!

Denn zum allergrößten Teil ist das Rauchen nichts weiter als eine reine Gewohnheitssache. Daher spricht man auch in erster Linie von einer Rauch-*entwöhnung* und erst in zweiter Instanz von einer Nikotinsucht.

Ja aber die Entzugserscheinungen?

Sie haben nun sowohl die körperlichen, als auch die psychologischen Gründe kennengelernt, warum man als Raucher überhaupt raucht. Und ja,

Sie haben auch gelesen, dass Ihr Körper Symptome von Entzugserscheinungen aufzeigt, wenn Sie ihm das Nikotin entziehen. Aber auch wenn diese wie bereits beschrieben durchaus vorhanden sind, gleichen sie in ihrer Wirkweise in etwa lediglich einer leichten Erkältung. Die Angst vor eben den auftretenden Entzugserscheinungen ist meist weit größer, als es die Symptome selbst sind. Außerdem sind sie mit Hilfe von CBD leicht in den Griff zu bekommen, so dass Sie diese kaum oder bestenfalls überhaupt nicht mehr wahrnehmen.

Im Prinzip haben Sie sich jeden Tag bereits bewiesen, dass Sie mit den gefürchteten Entzugserscheinungen zurecht kommen. Oder besser gesagt tun Sie dies jede Nacht. Denn nach einer Schlafdauer von acht Stunden haben Sie Ihren Körper bereits schon zur Hälfte von dem Nikotin entzogen. Genau genommen haben Sie dabei den Großteil der körperlich verursachten Entzugserscheinungen jeden Morgen aufs Neue sozusagen »im Schlaf« hinter sich gebracht.

Die noch fehlenden 50% die Ihnen noch bis zum kompletten Entzug fehlen, sind weitaus leichter zu ertragen, als der im wahrsten Sinne des Wortes bereits verschlafene Anteil.

Sogar die Rezeptoren Ihrer Nervenzellen spielen schon nach acht Stunden Schlaf ohne Nikotinzufuhr bereits mit dem Gedanken, die Schotten wieder zu öffnen und den verschlossenen Teil der Rezeptorenoberfläche wieder freizugeben. Eigentlich wäre doch da genau der richtige Zeitpunkt um mit dem Rauchen aufzuhören!

Soweit jedenfalls die Theorie. Denn an dieser Stelle gibt es nun ein kleines Problem. Hier greift nämlich dann der rein psychologische Anteil mit dem verbleibenden Rest des körperlichen Entzugs ineinander und verleitet uns zur »wertvollste Zigarette des Tages« - nämlich der ersten am Morgen. Und genau dann geht das ganze Hamsterrad wieder erneut von vorne los.

> **Um diesen Kreislauf zu durchbrechen, besteht das Ganze Geheimnis im Grunde aus zwei Dingen:**

1. *Wir beschäftigen die betreffenden Rezeptoren unserer Nervenzellen einfach mit etwas anderem, so dass diese erst gar nicht auf die Idee kommen, eine neue Ration Nikotin einzufordern und lassen dadurch körperliche Entzugserscheinungen erst gar nicht entstehen.*

2. *Wir durchbrechen auf psychologischer Ebene die klassische Konditionierung, indem wir das Rauchverhalten ändern und schaffen uns ein Ersatzritual.*

Klingt doch einfach, oder? Und genau das ist es auch. Es wird viel einfacher, als Sie es sich jetzt im Moment vielleicht noch vorstellen können. Allerdings sollte dabei ein paar typische Fehler vermieden werden. Im nächsten Kapitel lernen Sie nun die drei häufigsten Fehler kennen, die es bei der Rauchentwöhnung zu vermeiden gilt.

Die drei häufigsten Fehler

Fehler Nr. 1: **Nur die Willenskraft zählt**

Bestimmt haben Sie diesen Satz auch schon oft gehört: »wer mit dem Rauchen aufhören will, braucht einfach nur einen festen Willen.«

Ein fester und starker Wille ist bei der Rauchentwöhnung unumgänglich. Oder um es einmal vorweg zu sagen – ohne den festen Willen wirklich aufhören zu wollen, wird keine Strategie der Welt funktionieren. Auch diese hier nicht. Im Klartext müssen Sie im Vorfeld zu sich selbst bereits ein klares »JA, ICH WILL!« gesagt haben.

Ja ich weiß, dieser Satz geht vielen nicht so leicht über die Lippen, ist er doch in anderem Zusammenhang gesehen mit lebenslänglichen Konsequenzen verbunden. Aber im Prinzip ist er das bei der Rauchentwöhnung auch auf gewisse Art und Weise. Schließlich setzt er den Grundstein für Ihren Weg zu einer lebenslänglich rauchfreien Zukunft. Nun aber die Kehrseite der Medaille. Alleine nur mit dem festen Willen werden Sie es aller Wahrscheinlichkeit nach nicht schaffen. Zumindest spricht die Statistik gegen Sie.

Auch wenn es in Ihrem Umfeld vielleicht Leute geben mag, die alleine durch Willenskraft rauchfrei geworden sind, liegt die Erfolgsaussicht statistisch gesehen gerade einmal bei rund 7%.

Der Hintergrund dabei ist, dass wir Menschen zum Großteil nicht rein rational handeln, sondern größtenteils unbewusst. Vielleicht haben Sie in diesem Zusammenhang schon einmal von dem sogenannten Eisbergprinzip gehört. Dies beschreibt einen psychologischen Aspekt, der besagt, dass der Mensch zu über 80% aus dem Bauch heraus entscheidet und lediglich zu maximal 20% aus rein rationaler, bewusster Ebene. Also vergleichbar mit dem Aufbau eines Eisberges, bei dem der größte Teil unter der Wasseroberfläche verborgen ist und nur ein kleiner Teil sichtbar aus der Wasseroberfläche heraus ragt.

Für uns bedeutet das dass wir bezogen auf die Rauchentwöhnung mit der Willenskraft auch nur den bewussten Teil von etwa 20% in uns steuern und beeinflussen können. Den Großteil sämtlicher Abläufe in unserem Leben bestimmen wir aber eben unbewusst bzw. intuitiv. Dabei spielt es keine Rolle, ob es um die Auswahl eines Möbelstücks, eines potentiellen Partners, oder der einer Marmeladensorte geht.

Diese Tatsache macht sich auch die Werbung zu Nutze. Sie suggeriert uns über die Gefühlsebene, dass wir beispielsweise fitter werden, wenn wir täglich einen bestimmten Joghurtdrink zu uns nehmen. Oder verspricht uns finanzielle Freiheit dadurch, dass wir einen Kredit aufnehmen. Rein rational betrachtet ist das eine Beleidigung an den gesunden Menschenverstand.

Der Kredit macht uns nicht freier. Im Gegenteil. Er zwingt uns unter Umständen über Jahre hinweg dazu, die monatlichen Raten zurückzuführen und uns dadurch langfristig einzuschränken. Wir wissen das. Aber dennoch verdrängen wir dies und erinnern uns dabei viel lieber an die schönen Bilder des neuen Autos, oder des Traumurlaubs, den wir uns erfüllen können, wenn wir das Kreditangebot in Anspruch nehmen.

Um das ganze einmal auf das Rauchen zu übertragen. Wissen Sie, dass Sie mit jeder Zigarette Ihre Gesundheit schädigen?
Oder dass Sie dadurch das Risiko einen Herzinfarkt zu erleiden nahezu verdoppeln und rauchen die Hauptursache vieler Krebserkrankungen ist?
Natürlich wissen Sie das! Aber Sie tun es trotzdem. Obwohl Ihr Verstand Ihnen deutlich sagt, dass es absolut unvernünftig ist zu rauchen.

All diese Tatsachen über das Rauchen waren Ihnen sicherlich auch schon bewusst, als sie damit angefangen haben. Aber Sie haben es trotzdem getan. Doch eigentlich entgegen jeglicher Vernunft. Doch warum? Sie haben ja wohl kaum aus demVerstand heraus gesagt:

»ich fange jetzt an zu rauchen, weil ich es toll finde, wenn sich meine Kondition verschlechtert, mein Krankheitsrisiko erheblich steigt und ich meine Lebenserwartung reduzieren will«

Nein, Sie haben angefangen, weil Ihnen Ihr Gefühl etwas vorgegaukelt hat. Weil es Ihnen vermittelt hat, dass Sie mit Zigarette attraktiver, erwachsener, seriöser oder weiß ich was wirken.

Früher, als Zigarettenwerbung im TV noch erlaubt war, wurde oft das Gefühl von Freiheit vermittelt. Man sah einen Cowboy auf einem Pferd ganz gemächlich in den Sonnenuntergang reiten. Im nächsten Schnitt saß dann dieser Cowboy vor seinem Lagerfeuer. Die unendliche Freiheit des Daseins genießend und zündete sich eine bestimmte Zigarette der Marke XY an. Man saß dabei vor dem Fernseher und dachte sich im Stillen »das will ich auch«. Man verspürte förmlich den Drang nach diese Freiheit, die es laut dem Werbefilm aber eben nur in Verbindung mit dem rauchen dieser bestimmten Zigarettenmarke gibt. Unser Gehirn verknüpfte also dieses Freiheitsgefühl mit der Zigarettenmarke.

Theoretisch müsste dies ja heutzutage noch genauso funktionieren. Nur eben umgekehrt. Denken Sie einmal auf die abschreckenden Bildchen mit schwarz gefärbten Lungen, verfaulten Zähnen oder Leichen, die sich seit einigen Jahren auf jeder Zigarettenschachtel befinden. Da wird dem Raucher doch im Prinzip genau das Gegenteil dessen suggeriert, als vergleichsweise bei dem Werbefilm mit dem Cowboy.

Nur bewirken diese Bildchen wohl in den seltensten Fällen das gewünschte Ergebnis dessen, weshalb sie überhaupt aufgedruckt wurden. Und das nicht etwa, weil es heutzutage hübsche Abdeckhüllen gibt, die man über die Zigarettenpackung stülpt und dadurch die hässlichen Bildchen verbirgt. Nein, die Wahrheit ist, dass die Bilder in uns kaum Emotionen wecken. Und das, obwohl sie doch genau auf unsere emotionale Seite abzielen sollen. Aber wir sind ja clever. Sobald sich ein solches Bildchen in uns eingebrannt hat, beruhigt uns unser Gehirn, indem es uns einflüstert: »Sowas wird mir nicht passieren.«

Sicher, wenn Sie ein Mann sind und gerade zufälligerweise eine Packung ergattert haben, auf der auf die Schädlichkeit des Rauchens während der Schwangerschaft hingewiesen hat, mag das auch so stimmen. In allen anderen Fällen können Sie aber ja nicht wissen, ob es sie nicht doch einmal betreffen wird. Die zahlreichen Menschen, die eben bedingt durch das Rauchen unter einer solchen Krankheit leiden, haben vielleicht genauso gedacht. In dem Falle wollen wir solche Symptome wie sie auf den Bildchen aufgedruckt sind aber nicht haben.

Ganz im Gegensatz zu dem Freiheitsgefühl, dass uns bei dem rauchenden Cowboy werbewirksam vermittelt wird. Und was wir nicht für uns haben wollen, lassen wir auch erst gar nicht an uns heran. Und was wir auf der emotionalen Ebene verdrängen, werden wir auch nicht durch reine Willenskraft so verinnerlichen, dass es unser Verhalten in irgendeiner Art und Weise beeinflusst. Um dies zu untermauern, machen Sie doch einmal einen Selbstversuch.
Nehmen Sie Ihre Zigarettenschachtel und schauen Sie sich ganz bewusst einmal das als Abschreckung gedachte Bildchen darauf an. Und nun stellen Sie sich vor, das Sie es sind, die mit den aufgezeigten Symptomen betroffen sind.

Und? Wird es Ihr zukünftiges Rauchverhalten beeinflussen? Wahrscheinlich eher nicht. Sonst hätte es dies ja schon längst getan. Und das obwohl Ihr Verstand genau weiß, welche furchtbaren Krankheiten nachweislich auf das Rauchen zurückzuführen sind. Trotzdem hat Sie Ihr Gehirn bis heute nicht davon abgehalten zu rauchen.

Wir können also festhalten:

Ein fester Wille ist nicht alles!
Aber ohne ein fester Wille ist
alles nichts.

Sie werden also alleine durch Ihren Verstand und Ihrem noch so festen Willen mit sehr hoher Wahrscheinlichkeit den Absprung nicht schaffen. Aber wenn Sie bereits den festen Willen besitzen, mit dem Rauchen aufzuhören, sind Sie dadurch Ihrem Ziel schon zu 20% näher gekommen. Und da Sie sich ja bereits aktiv damit auseinandergesetzt haben Nichtraucher werden zu wollen – sonst hätten Sie ja nicht aktiv nach einem Ratgeber gesucht und schließlich auch dieses Buch nicht in der Hand- scheint also Ihr fester Wille vorhanden zu sein. Bravo!
Die erste Hürde ist geschafft

Fehler Nr. 2: **schrittweise aufhören**

Vielleicht haben Sie schon einmal mit dem Gedanken gespielt, sich das Rauchen schrittweise abzugewöhnen, indem Sie Ihre tägliche Dosis einfach reduzieren bis Sie schließlich bei Null angekommen sind. Auf den ersten Blick klingt diese Methode logisch und einleuchtend. Man denkt, dass sich der Körper langsam entwöhnt und somit die zu erwartenden Entzugserscheinungen erheblich geringer ausfallen.

Allerdings gibt es dabei ein nicht zu unterschätzendes Problem. Wie Sie bereits gesehen hast, baut der Körper nach einer gerauchten Zigarette den Nikotinspiegel schon nach etwa 45 Minuten nahezu vollständig ab Es entsteht ein leeres Gefühl in der oberen Magengegend. Der Körper verlangt nach Nachschub. Zögern Sie jetzt diese geforderte Ration als Beispiel nun zwei weitere Stunden hinaus, bevor Sie sich die nächste anstecken, werden Sie diese Zigarette zelebrieren und sie als Belohnung sehen. Schließlich waren Sie ja auch zwei Stunden eisern!

Und genau da sind wir wieder bei dem Problem der klassischen Konditionierung. Sie werden es zwar vielleicht schaffen, Ihr Rauchverhalten kurzfristig zu reduzieren, aber Ihr Unterbewusstsein verbindet dann mit der nächsten angesteckten Zigarette eine Belohnung für die vorangegangene Enthaltsamkeit. Der Körper sendet dann Botenstoffe an Ihr Gehirn, woraufhin dieses Endorphine freisetzt. Es entsteht eine erneute Verknüpfung, bei der ihr Körper nach jeder angesteckten Zigarette Glücksgefühle empfindet. Ihr Unterbewusstsein sieht also in der Zigarette etwas positives und wird Sie immer wieder daran erinnern, erneut eine Zigarette zu rauchen und Sie dafür mit Endorphinen belohnen.

Dazu kommt, dass Sie zwangsläufig auf diese Art und Weise viel länger mit den körperlichen Entzugserscheinungen zu kämpfen haben, als wenn Sie von heute auf morgen abrupt aufhören würden. Denn immer dann, wenn der Körper gerade dabei ist, sich zu entwöhnen, gönnen Sie ihm eine »Belohnungszigarette«

> **Aus diesem Grunde ist die Methode, sich durch stetiges reduzieren das Rauchen langsam abzugewöhnen nicht ratsam.**

In den Medien werden immer gerne sogenannte Nikotinersatzprodukte beworben. Dabei handelt es sich um Kaugummis, Pflastern, Inhalations- oder Nasenspray der Werbung sieht man fröhliche Menschen, die voller Stolz verkünden »ich rauche nicht mehr« und dann beiläufig eines der genannten Produkte in die Kamera halten, oder alternativ das kleine unauffällige Nikotinpflaster an ihrer Schulter präsentieren. Meist mit Beisätzen wie »hiermit habe ich es geschafft« oder ähnlich lautenden Aussagen.

Nun, Diese Werbung stammt, wie soll es anders sein, natürlich von den Herstellern selbst. Und in Wahrheit ist denen auch ziemlich egal, ob Sie damit nun schlussendlich Nichtraucher werden oder nicht. Deren Interesse besteht letztlich nur in einer Sache – sie wollen verkaufen.

Was passiert denn nun, wenn Sie sich darauf einlassen, und ein solches Produkt verwenden? Nun, zum einen fügt es natürlich Ihrem Körper weiterhin Nikotin zu und unterdrückt dadurch auch erst einmal die körperlich hervorgerufenen Entzugssymptome.
Aber wie sehen denn die Fakten wirklich aus?

Kommen wir zuerst einmal zu den Zahlen. Einer aktuellen Studie zu Folge verhilft diese sogenannte Nikotinersatztherapie lediglich rund 3% zum Nichtraucher zu werden. Eine neue Untersuchung aus den USA spricht der Nikotinersatztherapie sogar jeglichen Nutzen ab und behauptet sogar, sie mache es vielen überhaupt erst schwer, mit dem Qualmen aufzuhören. So kam die Studie weiter zu dem Ergebnis, dass starke Raucher, mit mehr als 20 Zigaretten pro Tag, eine doppelt so hohe Rückfallquote hatten als vergleichsweise Raucher, die nicht zu Pflastern, Kaugummis oder Sprays griffen.

Wenn Sie sich noch einmal die körperlichen, wie auch die psychischen Ursachen des Rauchens anschauen, liegt der Grund dafür auf der Hand. Diese Produkte versorgen den Körper weiterhin mit Nikotin, so dass von der physischen Seite erst einmal keine Entzugssymptome auftreten. Soweit so gut. Wie Sie ja bereits aber wissen, liegt der Knackpunkt vielmehr auf der psychischen Ebene. Und genau dort passiert jetzt etwas Gegenteiliges als das, was der Benutzer anstrebt. Anfänglich erscheint es dem werdenden Nichtraucher sehr leicht, nicht zur Zigarette zu greifen. Doch so paradox es klingen mag, ist genau das mehr Fluch als Segen. Im Körper findet durch das weiterhin zugeführte Nikotin keinerlei Entzug statt. Allerdings wird dieser dabei ja nur zeitlich verschoben. Nach einem gewissen Zeitraum, wenn man die psychische Auswirkung des Nichtrauchens dann endlich soweit im Griff hat und auch die Symptome immer weniger werden, hätte man es ja im Prinzip geschafft. Aber weit gefehlt. Denn eine Sache fehlt ja dann noch. Nämlich der Entzug von dem eigentlichen Suchtstoff Nikotin.

Und gerade zu dem Zeitpunkt, wenn die psychischen Wirkungen zwar am abklingen, aber längst noch nicht gänzlich verschwunden sind, beendet man die Ersatztherapie, indem man auf die nikotinhaltigen Produkte verzichtet. Und wumms – schlagen diese schlagartig mit voller Breitseite völlig unerwartet zu. Und man ist geneigt, dann doch wieder zur Zigarette zu greifen.

Bei Verwendung von Nikotinersatzprodukten findet lediglich eine körperliche Suchtverlagerung statt, die es einem unterm Strich nur erschweren, von der eigentlichen Sucht loszukommen.

Bisher wurden Ihnen die Punkte erörtert, mit denen Sie es aller Wahrscheinlichkeit nach nicht schaffen. Kommen wir nun also zu dem wichtigeren Teil, nämlich wie Sie es schaffen!

Und hier kommt nun auch der Cannabis Inhaltsstoff CBD ins Spiel, der Ihren Nikotinentzug deutlich erleichtern kann. Da stellt sich natürlich erst einmal die Frage:

Was ist CBD?

CBD ist die Abkürzung für »Cannabidiol« und steht für eine Substanz, die aus der Cannabispflanze gewonnen wird.

In den letzten Jahren hat sich CBD durch seine gesundheitsfördernde Wirkung einen Namen gemacht, wenngleich noch immer Vorurteile dazu herrschen. Denn alleine bei dem Wort Cannabis rümpfen viele erst einmal abwehrend die Nase. Der Grund hierfür liegt wohl in der Tatsache begründet, dass es sich dabei um eine Hanfart handelt, aus aus deren getrockneten Blüten und Blättern auch Marihuana gewonnen wird, oder deren Harz zu kleinen Blöcken gepresst, weitläufig als »Haschisch« bekannt ist.

Allerdings muss man an dieser Stelle einmal grundlegend unterscheiden. Während sowohl Marihuana als auch Haschisch durch das darin enthaltene THC (Tetrahydrocannabinol) auf den menschlichen Organismus psychoaktiv wirkt, handelt es sich bei CBD (Cannabidiol) um einen weiteren der zahlreichen Inhaltsstoffe der Cannabispflanze, der nicht psychoaktiv wirkt und daher auch zu 100% legal ist.

Als psychoaktiv werden Substanzen betrachtet, die eine Wirkung im zentralen Nervensystem entfalten und die Hirnfunktion beeinflussen, sodass temporär Veränderungen der Stimmung, Wahrnehmung oder des Bewusstseins auftreten.

Dabei ist CBD zwar ebenso wie THC in der Lage, die Blut-Hirn-Schranke zu überwinden um sich direkt an die Rezeptoren des zentralen Nervensystems zu binden und diese zu blockieren, aber eben ohne dabei eine psychoaktive Wirkungen zu verursachen, wie dies beispielsweise bei THC der Fall ist.

CBD tritt zudem natürlicherweise auch in der menschlichen Muttermilch auf. Diese enthält nämlich exakt das selben Cannabidiol, wie es auch aus der Hanfblüte gewonnen wird.

Hierzulande wird der Handel mit CBD streng kontrolliert und es werden auf dem deutschen Markt nur CBD-Produkte zugelassen, die einen maximalen THC Restgehalt von derzeit 0,2% aufweisen, was viel zu gering ist um eine psychoaktive Wirkung zu erwirken.

In unserem Fall der Nikotinentwöhnung sorgt CBD dafür, dass die körperlichen Entzugserscheinungen gänzlich, oder zumindest weitestgehend ausbleiben. Der Grund hierfür liegt dabei in der Wirkung von CBD auf die Nervenzellen.

Durch die Einnahme von CBD werden nämlich genau diejenigen Nervenrezeptoren blockiert, an denen beim Rauchen auch das Nikotin andockt um in das zentrale Nervensystem zu gelangen. Vereinfacht gesagt, werden diese Rezeptoren durch das CBD quasi »Stumm geschaltet«

Um das mal zu verdeutlichen, stellen Sie sich einmal vor, Sie bauen eine einfache Schaltung bestehend aus einer Batterie, zwei Kabeln und einem Lämpchen auf. Verbinden Sie beide Kabel auf einer Seite mit der Batterie und auf der anderen Seite mit dem Lämpchen, dann wird diese leuchten. Wenn Sie nun aber hingehen, und an einem der Batteriepole ein Stück Klebeband befestigen, so dass kein direkter Kontakt mehr zwischen dem Kabelende und der Batterie möglich ist, erhält das Lämpchen keinen Strom mehr und wird somit nicht brennen. Und das, obwohl sowohl das Lämpchen, als auch die Batterie voll funktionstüchtig sind. Sie haben dabei lediglich durch das Stück Klebeband für den Stromfluss eine Blockade geschaffen, die einen direkten Kontakt zwischen der Batterie und dem Kabel verhindert.

Im übertragenen Sinne fungiert das CBD quasi ähnlich wie das Stückchen Klebeband an dem Batteriepol. Denn obwohl sowohl Ihre Nerven, als auch Ihr Gehirn uneingeschränkt funktionieren, findet kein Informationsfluss statt. Wohlgemerkt gilt dies aber nur für sogenannten Acetylcholinrezeptoren, oder auch Nikotinrezeptoren genannt. Eben jener Rezeptorenart, die durch Nikotin und ähnliche nikotinerge Substanzen aktiviert werden.

Vereinfacht gesagt, betrifft diese Blockade zwischen den Nervenenden und dem Gehirn ausschließlich nur diejenigen Nervenrezeptoren, die speziell auf Nikotin reagieren. Alle anderen Verbindungen zwischen den Nerven und dem Gehirn bleiben davon natürlich unberührt und funktionieren weiterhin.

Der Nikotinentzug wird also in der Form erleichtert, dass diese durch das CBD verursachte Blockade dafür sorgt, dass die betreffenden Rezeptoren nun keine Meldung mehr an das Gehirn weitergeben, um nach Nikotin zu verlangen.

Durch diese fehlende Meldung weiß das Gehirn nun erst gar nicht, dass die Rezeptoren Nikotin verlangen und kommt somit auch erst gar nicht auf die Idee, Ihren Körper unter Stress zu setzen um auf diese Weise Nikotin einzufordern.

Aus diesem Grund fallen auch die sonst übliche körperlichen Entzugssymptome wie Nervösität, Verlangen nach Nikotin bis hin zu zittern in vielen Fällen gänzlich -oder zumindest größtenteils weg.

Dazu muss man erwähnen, dass jeder Mensch etwas anders auf CBD reagiert. Ich kann Ihnen aus meiner eigenen Erfahrung berichten, dass es bei mir zwar einige Tage gedauert hat, bis das Rauchverlangen durch die Einnahme von CBD nachgelassen hatte, ich aber dann dafür keinerlei Entzugserscheinungen verspürte. Und mein Tagespensum lag bis dahin nahezu beim doppelten von dem eines Durchschnittsrauchers mit 20 Zigaretten pro Tag. Sie sehen also, CBD wird Sie aktiv unterstützen.

Zumindest was die körperlichen Auswirkungen betrifft. Aber da eben der Zeitpunkt, an dem die Wirkung einsetzt individuell verschieden ist, und je nach dem auch ein paar Tage beanspruchen kann bis eine Wirkung einsetzt, sollten Sie Ihr CBD bereits am ersten Tag des 5 Schritte Planes einnehmen.

Wie wird CBD eingenommen?

Grundsätzlich gibt es mehrere Möglichkeiten, dem Körper CBD zuzufügen. Neben der klassischen Variante, CBD als Öl mit Hilfe einer Pipette einzunehmen, werden auf dem Markt auch spezielle CBD Liquids zum dampfen in einer E-Zigarette angeboten. Des weiteren besteht die Möglichkeit der Einnahme auch durch CBD-Lutschpastillen, CBD-Sprays oder auch in Form von CBD-Kaugummis. Mittlerweile werden auch spezielle Cremes, die ebenso CBD enthalten immer beliebter. Unabhängig davon, wofür man sich entscheidet. Letztendlich gelangt das Cannabinoid auf mehr oder weniger direktem Wege in den Blutkreislauf. Die unterschiedlichen Formen der Einnahme unterscheiden sich lediglich dadurch, dass bei einigen das CBD schneller aufgenommen wird, als bei anderen.

Hier scheiden sich die Geister. Unabhängig von der Rauchentwöhnung berichten einige Leute in Internetforen oder sozialen Netzwerken, dass Sie dabei die Form des Inhalieren per E-Zigarette bevorzugen. Generell gelangt auf diese Art und Weise der Aufnahme das CBD am schnellsten in den Blutkreislauf und erreicht auch schon innerhalb 4-7 Sekunden die besagten Rezeptoren.

Wenn Sie diese Art der Einnahme bevorzugen, achten Sie beim Kauf jedoch darauf, dass Sie ein Nikotinfreies CBD Liquid verwenden. Der Nachteil bei dieser Form der Einnahme besteht allerdings darin, dass sich die durch das dampfen aufgenommene CBD Menge nur grob abschätzen lässt und so keine genaue Kontrolle besteht, wie viel CBD Sie Ihrem Körper letztlich zugefügt haben. Selbiges gilt auch für die besagten Cremes. Für mich persönlich war dies auch das Hauptargument, was für mich gegen diese Art der Einnahme sprach.

Eine weitere gängige Methode ist die Einnahme von CBD-Öl. Hierbei wird das Öl mittels einer meist dem Fläschchen beigefügten Pipette tröpfchenweise unter die Zunge gegeben und dabei über die Mundschleimhäute aufgenommen.

Wenn Sie CBD als Öl bevorzugen, sollten Sie darauf achten, dass es sich dabei um ein sogenanntes Vollspektrumöl handelt und es eine CBD Konzentration von mindestens 5% aufweist.

Ähnlich verhält es sich auch bei Lutschpastillen oder Kaugummis. Auch hierbei sollte man auf den CBD-Anteil achten. Grundsätzlich ist CBD bereits ab Dosen von 10 bis 40mg wirksam. Zur genauen Dosierung sollten Sie dabei die Herstellerangaben beachten. Im allgemeinen wird geraten, mit einer sehr geringen Menge zu beginnen und diese dann in den weiteren Tagen langsam bis auf das vom Hersteller empfohlene Maß zu steigern. Zur Sicherheit empfehle ich Ihnen hierbei, mit Ihrem Arzt Rücksprache zu halten und diesen zu befragen, da in einigen selten Fällen die Einnahme von CBD nicht ratsam ist. So beispielsweise auch während einer Schwangerschaft, bei einer zu erwartenden allergischen Reaktion oder bei chronisch niedrigen Blutdruckwerten.

Wo kann ich CBD kaufen?

Nachdem Sie sich für eine Art der Einnahme entschieden haben, stellt sich nun natürlich die Frage, woher Sie das Produkt beziehen können.

Generell gibt es hierfür mehrere Möglichkeiten. Einige Apotheken haben CBD Produkte in Ihrem Sortiment gelistet, oder können diese zumindest auf Anfrage bestellen. Weiterhin bietet das Internet eine alternative Marktquelle. Mittlerweile gibt es auch im Netz mehrere spezielle CBD-Foren, oder eigens für den Erfahrungsaustausch gegründete Gruppen in den sozialen Netzwerken, in denen sich die Mitglieder über einzelne Produkte austauschen, oder Empfehlungen geben.

Unter Vorbehalt sei hier auch noch der stationäre Drogeriehandel genannt. Stand heute bieten auch einschlägige Drogeriemarktketten CBD Produkte zumindest in Form von Kaugummis und Lutschpastillen an. Unter Vorbehalt aus dem Grund, da diese Ketten bis vor kurzem auch klassisches CBD-Öl in ihrem Programm hatten, dies aber mittlerweile wieder aus dem Sortiment genommen wurde.

Letztlich spielt es keine Rolle, für welche Art der Einnahme Sie sich entschieden haben. Denn schlussendlich geht es um den Inhaltsstoff CBD, der auf jede der beschriebenen Art und Weise den Weg in Ihre Blutlaufbahn und somit zu deren Rezeptoren findet. Ich kann Ihnen hierbei auch keine Empfehlung aussprechen, da dies ja auch individuell davon abhängt, bei welcher Art und Weise Sie sich wohl fühlen und was dabei Ihre persönlichen Vorlieben sind. Prinzipiell kann ich hier nur von meiner eigenen Erfahrung berichten, die jedoch nicht allgemeingültig ist. Ich selbst hatte mich für die Einnahme von CBD-Lutschpastillen entschieden. Zum einen, weil sich dadurch die Menge des zugeführten CBD sehr gut dosieren ließ und zum anderen, weil es für mich die angenehmste Art der Einnahme darstellte.

Sobald Sie sich für ein Produkt entschieden haben und dieses erworben haben, geht es nun ans Eingemachte. Genau gesagt, beginnt damit nun der 5-Schritte Plan, der Sie zum Nichtraucher werden lässt.

In 5 Tagen zum Nichtraucher!

Ihr 5-Schritte Erfolgsplan

Beginnen Sie mit der Einnahme von CBD

Sie haben in den vorangegangenen Kapiteln erfahren, worum es sich bei CBD handelt und vor allem, wie es Sie bei der Rauchentwöhnung unterstützen kann. Es sei hier noch einmal erwähnt, dass es Sie in erster Linie Unterstützen wird, die bei Nikotinentzug auftretenden körperlichen Symptome zu mildern bzw. gänzlich zu unterdrücken.

Allerdings wird Sie die bloße Einnahme von CBD alleinig höchstwahrscheinlich nicht zum Nichtraucher machen. Auch wenn bei Ihnen möglicherweise schon direkt nach der ersten Einnahme das Rauchverlangen deutlich nachlassen sollte, so besteht dennoch weiterhin die Gefahr, dass Sie ihre psychologisch begründete Gewohnheit wieder zur Zigarette greifen lässt.

Aus diesem Grunde stellt CBD auch nur einen Punkt der fünf Schritte dar, da es sich hierbei um eine ganzheitliche Rauchentwöhnung handelt, die sowohl die körperliche als auch die psychologische Seite betrifft.

Daher sei Ihnen an dieser Stelle angeraten, auch die weiteren der fünf Schritte zusätzlich zu befolgen, um Ihre Erfolgsaussichten auf ein Maximum zu erhöhen. Möglicherweise wird es aber auch ein paar Tage dauern, bis sich eine Wirkung durch das CBD einstellt. Da jeder Organismus etwas anders auf CBD reagiert, lässt sich hier nicht genau sagen, ab welchem Tag der Einnahme sich eine Veränderung festmachen lässt.

Aus meiner eigenen Erfahrung kann ich berichten, dass ich erst ab etwa dem vierten Tag nach regelmäßiger Einnahme eine erste Wirkung spüren konnte. Bei meinem Bekannten hingegen stellte sich die Wirkung mehr oder minder mit sofortiger Wirkung ein. Er gab sogar an, dass er vom ersten Tag nach der Einnahme von CBD eine Abneigung gegen den Geruch von Zigarettenrauch entwickelt hatte. Bei dessen Lebensgefährtin hingegen dauerte es über eine Woche, bis das CBD seine Wirkung entfalten konnte und ihr Rauchverlangen nachlließ.

Sie sehen also, es gibt kein Patentrezept, das genau besagt, nach welchem Zeitraum CBD letztlich seine Wirkung im Bezug auf das Rauchverlangen zeigt. Nach Ablauf der 5 Tage sollte diese jedoch spätestens eintreten.

Die Konditionierung durchbrechen

Wie schon erwähnt, dürfen Sie bei dieser Art der Rauchentwöhnung bis zum letzten der 5 Tage weiterhin rauchen. Weder heute, noch in den kommenden Tage bis zu diesem Datum geht es darum, Ihr Tagespensum zu reduzieren. Das heißt die Menge, die Sie bis dahin rauchen werden, spielt dabei keinerlei Rolle.

Ab heute geht es darum, Ihre Konditionierung zu durchbrechen. Sprich Ihr Gehirn davon zu lösen, dass es die bisher typischen Rauchsituationen zukünftig nicht mehr mit einer Zigarette verbindet. Dazu nehmen Sie sich bitte einen Moment Zeit. Denken Sie nun einmal an die Situationen, in denen Sie für gewöhnlich rauchen. Wenn Sie beispielsweise in der Vergangenheit jeden Morgen zeitgleich zur Tasse Kaffee eine Zigarette geraucht haben, dann merken Sie sich genau dies. Gehen Sie einen gewöhnlichen Tagesablauf einmal gedanklich durch und überlegen Sie, bei welchen Gelegenheiten Sie sonst noch geraucht haben. Am besten notieren Sie sich diese auf ein

Blatt Papier auf. Wenn Sie sich wie in dem Beispiel täglich zur Tasse Kaffee regelmäßig eine Zigarette angesteckt haben, dann rauchen Sie diese Zigarette heute entweder vor Ihrem Kaffee oder nachdem Sie diesen getrunken haben. Aber keinesfalls wie bisher gewohnt zeitgleich. Genauso verfahren Sie bei jeglicher Situation. Wenn Sie es gewohnt sind, bisher auf dem Weg zur Arbeit im Auto geraucht zu haben, dann rauchen Sie ab heute diese Zigarette entweder bevor Sie ins Auto einsteigen oder wenn Sie angekommen sind. Vielleicht haben Sie auch einen längeren Weg zur Arbeit vor sich. In dem Fall fahren Sie auf einen Parkplatz und rauchen dort.

Wichtig ist, dass Sie die Gewohnheiten durchbrechen und ab sofort nicht mehr in den klassischen Situationen rauchen, in denen Sie dies bisher taten. Hierbei geht es in keinster Weise darum, dass Sie sich selbst schikanieren, sondern einzig und allein darum, dass Ihr Gehirn die klassische Konditionierung auflöst und keine Verknüpfung mehr herstellt, wie beispielsweise:
Kaffee = Zigarette -oder Autofahren = Rauchen.

Wir Menschen sind Gewohnheitstiere. Aber genauso schnell wie wir neue Gewohnheiten annehmen, legen wir diese auch wieder ab.

Im Klartext sieht das so aus, dass sich schon nach etwa dem dritten Mal, nachdem wir in einer bestimmten Situation jeweils das gleiche getan haben, eine Verknüpfung bildet und wir dazu neigen, dies in eine Gewohnheit bzw. klassische Konditionierung übergehen zu lassen.

Aber das Gute dabei ist, dass dies in unserem Gehirn auch genauso umgekehrt funktioniert. Denn ebenso nach etwa dem dritten Mal, nachdem Sie beispielsweise Ihre gewohnte Zigarette zum Kaffee weggelassen -bzw. diese auf einen anderen Zeitpunkt verlegt haben, vergisst unser Gehirn diese Gewohnheit bereits und löst die vorhandene Konditionierung wieder auf.

Es verbindet dann nicht mehr Kaffee = Zigarette und wird Sie dementsprechend auch nicht mehr dazu verleiten, dass Sie sich während der morgendlichen Tasse Kaffee automatisch eine Zigarette anzünden. Selbstverständlich gilt dies für alle Bereiche, in denen Sie bisher gewöhnlich geraucht haben. Daher ist es wichtig, dass Sie von heute an Ihr Rauchverhalten ändern und ab sofort nicht mehr zu den bisher gewohnten Situationen rauchen. Rauchen Sie beispielsweise bisher in der Wohnung, dann tun Sie dies ab sofort nur noch auf dem Balkon oder am Fenster.

Tag 3

Machen Sie es verbindlich!

Sie nehmen heute nun den dritten Tag CBD ein und können schon etwas abschätzen, ob innerhalb dieser Zeit bereits eine erste Wirkung eingetreten ist. Bestenfalls hat Ihr Rauchverlangen schon etwas nachgelassen. Sollte dies nicht der Fall sein, ist das kein Beinbruch. Geben Sie sich und dem CBD noch etwas Zeit. Und bis zum Ablauf der fünf Tage ist ja nun auch noch genügend Zeit, bis das CBD seine erstrebte Wirkung entfalten sollte, die Entzugserscheinungen zu unterdrücken oder zumindest stark einzudämmen.

Im Laufe des heutigen Tages haben Sie alleine durch die Einnahme von CBD und dem Auflösen der bisherigen Rauchgewohnheiten schon die Hälfte dieser Strategie der Rauchentwöhnung hinter sich gebracht.

Wichtig ist, dass Sie auch weiterhin eisern darin sind, die Konditionierung aufzulösen, indem Sie Ihre Zigarette keinesfalls mehr zu den bisher gewohnten Situationen rauchen.

Vielleicht ist es Ihnen seit gestern auch etwas schwer gefallen, dies eben nicht mehr zu tun. Dabei handelt es sich nicht um die klassischen Entzugssymptome. Wenn dem so war bzw. ist, dann lediglich, weil Ihr Gehirn noch an den alten Gewohnheiten festhalten will. Ihr Gehirn will Sie einfach nur daran erinnern, dass Sie rauchen sollen, weil es das eben aufgrund Ihres bisherigen Rauchverhaltens so gewohnt ist. Sie werden aber bestimmt feststellen, dass es heute schon viel einfacher ist, bei sonst üblichen Rauchverknüpfungen eisern zu bleiben und nicht zur Zigarette zu greifen.

Zusätzlich können Sie Ihrem Gehirn noch suggerieren, dass die Zigarette an die es Sie in der jeweiligen Situation erinnern will, nur aufgeschoben ist und Sie diese zu einem anderen Zeitpunkt rauchen. Sagen Sie in dem Fall einfach zu sich selbst Sätze wie beispielsweise:
»ich rauche nach dem Kaffee«

Da heute ja wie gesagt sozusagen der »Halbzeittag« ist, ist der heutige Tag genau der richtige Zeitpunkt, um Ihr Vorhaben verbindlich zu machen. Schließen Sie einen Vertrag mit sich selbst. Dieser muss nicht schriftlich sein.

Bestimmt haben Sie schon einmal einem Freund, Kollegen, Ihren Kindern oder Partner etwas versprochen. Auch wenn man dies nicht schriftlich festhält, so fühlt man sich dennoch daran gebunden. Man weiß, dass der andere Enttäuscht sein wird, wenn man sich nicht daran hält. Also bemüht man sich in aller Regel darum, das gegebene Versprechen auch einzuhalten. Es fungiert sozusagen genauso wie ein schriftlich geschlossener Vertrag.

Und dies sollte nun auch Ihr nächster Schritt sein. Schließen Sie mit sich selbst einen Vertrag, indem Sie jetzt eine Zigarette aus Ihrer Schachtel herausnehmen und diese separat von Ihrer Packung an einem Ort aufbewahren, an dem Sie täglich mehrmals vorbeikommen.

Legen Sie diese Zigarette auf einen Zettel und schreiben Sie auf diesen Zettel das Datum von übermorgen. Den genauen Zeitpunkt für das Rauchen dieser letzten Zigarette sollte dabei auf den Abend gelegt werden.

Diese Zigarette wird Ihre Letzte sein!

Die 30 Cent Methode

Heute ist der vorletzte Tag für Sie als Raucher. Und nachdem Sie bereits seit vorgestern die klassische Konditionierung durchbrochen haben und dies auch heute weiter tun sollten, geht es am heutigen Tag aber zusätzlich darum, die rituelle Handlung beim Rauchen zu ersetzen. Mit der Zeit entwickelt sich eine Art Automatismus der mit der Zeit zu einem festen Rauchritual geworden ist.

Das führen der Zigarette an den Mund, dann das Klicken des Feuerzeugs, das Gefühl, etwas in den Händen zu haben...ect.

Was Sie also brauchen, ist eine sinnvolle Ersatzbeschäftigung! Eine, die ein Ritual beinhaltet und Sie gleichzeitig beschäftigt. Und das sowohl physisch als auch psychisch und Ihnen zusätzlich ein gutes Gefühl gibt.

Vielleicht werden Sie sich jetzt sagen, so etwas gibt es nicht. In dem Fall möchte ich Ihnen widersprechen.

Vielleicht werden Sie die gleich folgende Art der Ersatzbeschäftigung anfangs etwas belächeln. Mir ging es jedenfalls so, bis sich mir dann auf den zweiten Blick der Hintergrund, der sich dahinter verbirgt erschlossen hat und eine logische Schlussfolgerung zugelassen hat.

Was Sie dazu benötigen sind ein paar Münzen und einen kleinen Beutel. Bei dem Beutel kann es sich um einen verschließbaren Schlüsselanhänger, ein Brillenetui oder auch einfach nur um einen klassischen Gefrierbeutel handeln. Oder irgendetwas anders, das geeignet ist, ein paar Münzen darin aufzubewahren und sich mehrmals verschließen und wieder öffnen lässt.

Die Münzen können Sie dabei auch in Ihrem Portemonnaie aufbewahren. Wichtig ist nur, dass Sie darin genug Kleingeld haben, um etwa fünf Euro wechseln zu können. Von diesen Münzen nehmen Sie nun 30 Cent und stecken diese in die Klarsichthülle Ihrer Zigarettenpackung. Denn dies ist je nach Marke in etwa der derzeitige Preis für eine einzelne Zigarette.

Bei der nächsten Zigarette, die Sie heute rauchen, holen Sie aus der Packung eben diese 30 Cent heraus und geben diese in den Beutel.

Bei der übernächsten Zigarette legen Sie wieder
erneut 30 Cent in den besagten Beutel usw...
Jetzt verstehen Sie auch, warum Sie zusätzlich
genügend Münzgeld in Ihrem Portemonnaie haben sollten. Denn um bei jeder Zigarette erneut
30 Cent in den Beutel legen zu können, werden
Sie daraus wechseln müssen, damit die Summe
passt. Wenn sich beispielsweise heute Abend
Kleingeld in Höhe von fünf Euro in Ihrem Beutel
befindet, können Sie dies natürlich dann auch gegen einen Schein wechseln und haben somit
auch wieder genügend Kleingeld für den morgen.

Sie werden natürlich feststellen, dass dieses Pro-
zedere jedes mal etwas Zeit erfordert bis Sie die
einzelnen Münzen herausgekramt haben, diese
dann eventuell zu wechseln um sie dann schließlich in Ihrem Beutel zu verschließen.

Aber Sie erkennen nun sicher auch den Sinn dahinter. Denn diese 30 Cent suggerieren Ihnen immer wieder erneut, wie viel Geld sie bei jeder Zigarette sparen können. Nun fallen 30 Cent vielleicht nicht gleich ins Gewicht. Aber spätestens,
wenn Sie durch das stetige wechseln den ersten
Schein in Ihrem Beutel vorfinden werden Sie
sichtbar feststellen, wie sich der bekannte Spruch
»Kleinvieh macht auch Mist« bewahrheitet.

Dabei geht es aber nicht nur um das Geld, das sich dabei zwangsläufig in Ihrem Beutel ansammelt. Es geht auch um das Ritual dabei. Der Hintergrund, warum Sie das jetzt schon verinnerlichen sollten, während Sie ja noch weiterhin rauchen ist ganz einfach der, dass es so schneller zur Gewohnheit und somit einer rituellen Ersatzbeschäftigung wird, die Sie auch weiterhin fortführen können, nachdem Sie Ihre letzte Zigarette geraucht haben.

Dadurch, dass Sie heute schon anfangen, hat sich auch schon etwas Geld in Ihrem Beutel angesammelt und es ist ein gutes Gefühl, wenn Sie dann sehen wie sich auch in der Folgezeit als Nichtraucher Ihr Beutel jeden Tag weiter füllt.

Ihre letzte Zigarette

Heute ist Ihr letzter Tag als Raucher angebrochen. Natürlich sollten Sie auch heute im Laufe des Tages die bisher aufgeführten Schritte weiter ausführen. Auch für heute gilt, dass sie tagsüber noch wie bisher weiter rauchen dürfen. Der Grund, warum Sie Ihre letzte Zigarette auf den heutigen Abend gelegt haben sollten ist ganz einfach der, dass Sie dadurch bis Morgen alleine durch Ihre Schlafzeit schon mehrere Stunden nicht geraucht haben und so Ihr Körper schon alleine dadurch mit dem Entzug begonnen hat.

Sollten sich heute Abend noch restliche Zigaretten in Ihrer Packung befinden, schmeißen Sie diese weg. Die brauchen Sie nicht mehr. Schließlich haben Sie einen Vertrag mit sich selbst geschlossen und sich ein Versprechen gegeben, das ab Morgen fällig ist. Und Ihre letzte Zigarette haben Sie auch eigens dafür weggelegt um sie heute zu rauchen und sich dabei ein für alle Mal von Ihrer Zeit als Raucher zu verabschieden. Ab morgen erwartet Sie eine neue Ära. Sie werden bald wieder freier atmen können, Ihr Geschmackssinn wird sich schon nach wenigen Tagen merklich verbessern. Ab morgen beginnt Ihre rosige Zukunft als Nichtraucher. Sie haben allen Grund, sich darauf zu freuen.

Aber vorher verabschieden Sie sich mit Ihrer letzten Zigarette von Ihrer Raucherkarriere. Rauchen Sie diese daher ganz bewusst.

Haben Sie sich schon einmal gefragt, warum Leute zu Beerdigungen gehen? Die Frage mag jetzt in dem Zusammenhang etwas komisch klingen. Aber einmal nüchtern betrachtet gibt es ja keinen logischen Grund dafür. Dem Verstorbenen bringt es es nichts mehr, er bekommt es ja nicht mit. Trotzdem tun wir dies aber. Sicher wird oft gesagt, wir erweisen damit die letzte Ehre. Dabei wäre es wohl sinnvoller gewesen, ihm zu Lebzeiten mehr Ehre zukommen zu lassen.

Letztendlich gehen wir auf eine Beerdigung aus rein egoistischen Motiven, um uns zu verabschieden. Jeder Psychologe wird Ihnen bestätigen, dass dies ein wichtiges Ritual ist. Und genau das gleiche sollten Sie daher auch beim Rauchen Ihrer letzten Zigarette tun. Sich verabschieden und sich dabei verinnerlichen, dass rauchen in Ihrem zukünftigen Leben keine Rolle mehr spielen wird. Um bei dem Vergleich mit der Beerdigung zu bleiben, ist rauchen für Sie ab heute Gestorben. Wenn Sie Ihre letzte Zigarette in den Aschenbecher drücken, tragen Sie diese quasi sinnbildlich zu Grabe. Und wie bei einem lieben Menschen, den Sie zu Grabe getragen haben, gibt es auch hierbei kein zurück mehr.

Der einzige Unterschied besteht darin, dass im Falle eines gestorbenen, nahestehenden Menschen eine Trauer und ein Schmerz zurückbleibt, wohin das »zu Grabe tragen« Ihrer letzten Zigarette hingegen ein freudiger Anlass ist.

Beachten Sie die folgenden Tips, um dauerhaft rauchfrei zu bleiben

Der Tag danach

Nehmen Sie auch heute weiterhin Ihr CBD ein. Das sollten sie auch vorerst in den nächsten Tagen bzw. Wochen beibehalten. Zur Sicherheit sollten Sie dies bereits vor Beginn der ersten Einnahme mit Ihrem Arzt bereits abgeklärt haben.

Durch das CBD sollten nun die körperlich auftretenden Entzugserscheinungen weitestgehend ausgeschaltet sein. Sollte es dennoch einmal vorkommen, dass sich ihr Körper spürbar meldet und Sie ein Verlangen nach Nikotin bzw. die weitläufig als »Schmacht« bekannten Symptome verspüren, so bedenken Sie, dass diese nur etwa 90 Sekunden anhalten. Das heißt, es gilt lediglich diese eineinhalb Minuten durchzuhalten, bis die Entzugssymptome wieder verschwinden.

Sollte dies vorkommen, wandeln Sie diese negativen Gedanken in positive um. Schauen sie auf das angesammelte Geld in Ihrem Beutel und rechnen Sie sich aus, wie hoch die Summe nach einer Woche, einem Monat, einem Jahr sein wird.

Belohnen Sie sich

führen Sie ein wöchentliches Belohnungssystem ein

Sammeln Sie auch weiter in Ihrem dafür angelegten Beutel täglich den Betrag, den Sie sonst für Ihre Tagesration Zigaretten ausgegeben hätten. Entweder mit der »30-Cent Methode« -oder wenn Sie diese Ritualhandlung nicht mehr brauchen, indem Sie allabendlich den Betrag als Ganzes in den Beutel tun.

So kommt schnell ein nettes Sümmchen zusammen. Bei einem Durchschnittsraucher mit einer Packung pro Tag wären das beispielsweise etwa 6 Euro täglich, bzw. in einer Woche über 40 Euro. Entnehmen sie dieses Geld einmal in der Woche und gönnen Sie sich dafür etwas.
Schließlich wäre das Geld vorher auch weg gewesen. Denn erst durch das Nichtrauchen hat sich diese wöchentliche Summe ja erst angesammelt. Also erst recht ein Grund, um sich selbst damit zu belohnen. Überlegen Sie daher jede Woche, was Sie sich mit dem Geld Gutes tun wollen.

Gönnen Sie sich beispielsweise ein Wohlfühl- oder Verwöhnprogramm. Wann waren Sie das letzte Mal beim Friseur, bei der Kosmetikerin, mit den Jungs/Mädels im Kino oder in der Sauna. Gönnen Sie sich jede Woche etwas, das Ihnen Freude bereitet. Es können auch ganz banale Dinge sein. Ein Kleidungsstück, einen frischen Blumenstrauß oder ein Musiktitel…

Belohnen Sie sich so lange in einem wöchentlichen Turnus, bis Sie sich sicher genug fühlen, dass Sie diese auf kurzen Zeitraum angelegte Motivation nicht mehr brauchen.

Erst dann sollten Sie umschwenken und das täglich gesparte Geld für etwas Größeres in einem Sparschwein oder ähnlichem sammeln.

Es gibt zudem sowohl für Apple, als auch für Android verschiedene Apps, in jede Sie die ehemals gerauchten Zigaretten pro Tag eintragen können und die Ihnen dann täglich auf Ihrem Handy anzeigt, wie viel Sie seit Ihrem Rauchstop gespart haben und wie viele Zigaretten Sie seither **NICHT!** geraucht haben. Diese können ganz nützlich sein um dauerhaft motiviert zu bleiben.

Wie sich Ihr Körper nach dem Rauchstop verändert

Nach 20 Minuten

normalisieren sich bereits schon die Blutdruck-werte und der Puls auf ein Normalniveau. Die Temperatur in den Händen und Füßen steigt wieder in den Normalbereich.

Nach 8 - 12 Stunden

der Sauerstoffgehalt im Blut steigt auf Normal-werte an, während gleichzeitig der Anteil des giftigen Kohlenmonoxid Spiegels im Blut absinkt. Dadurch werden sämtliche Organe besser mit Sauerstoff versorgt. Zudem verbessert sich die körperliche Leistungsfähigkeit spürbar.

Nach 1 Tag

Das Risiko eines Herzinfarktes verringert sich bereits nach nur 24 Stunden um etwa 20%. Die Atemwege beginnen sich zu reinigen und lassen Sie wieder frei durchatmen.

Nach 2 – 3 Wochen

stabilisiert sich Ihr Kreislauf und Ihre Lungenfunktion verbessert sich um bis zu 30%

Nach 1 Monat

Ihre Lunge beginnt einen Selbstreinigungsprozess. Es findet ein Schleimabbau in der Lunge statt. Dadurch gewinnen die Flimmerhärchen in Ihren Atemwegen allmählich wieder ihre ursprüngliche Reinigungskraft zurück.

Nach 1 Jahr

das Risiko für koronare Herzkrankheiten ist um die Hälfte gesunken. Ihre Lungenfunktion hat sich weiter verbessert und auch das Risiko einer Herz/Kreislauferkrankung nimmt weiter ab.

Nach 5 Jahren

das Risiko für viele Krebserkrankungen hat sich halbiert. Als Frau ist die Wahrscheinlichkeit an Gebärmutterhalskrebs zu erkranken auf Nichtraucherniveau gesunken. Ebenso ist das Risiko, einen Schlaganfall zu erleiden bereits vergleichbar mit dem eines Nichtrauchers.

Liebe Leserinnen und Leser,

wenn Ihnen dieser Ratgeber gefallen hat und er Sie entweder inspiriert hat, mit dem Rauchen aufzuhören - oder Sie es mit dieser Methode vielleicht bereits geschafft haben aufzuhören, würde ich mich über eine Bewertung bzw. Rezension sehr freuen. Ebenso natürlich auch, wenn Sie diesen weiterempfehlen und auch anderen von dieser Methode erzählen würden.

Sollte Ihnen dieser Ratgeber nicht gefallen haben, oder Sie evtl. Rechtschreibfehler oder Inhaltliche Fehler entdeckt haben - oder Ihnen generell etwas nicht gefallen haben, dann sagen Sie dies bitte mir. Kontaktieren Sie mich hierzu gerne auf Facebook oder schreiben eine Mail an:
www.wegreporter.de

Viele Grüße,

Thorsten Boos

Haftungsausschluss

Die in diesem Buch enthaltenen Angaben, Ergebnisse, Dosierungsanleitungen etc. wurden von dem Autor nach bestem Wissen erstellt und sorgfältig überprüft und in einem Selbstversuch getestet.

Da inhaltliche Fehler trotzdem nicht völlig auszuschließen sind, erfolgen diese Angaben ohne jegliche Verpflichtung des Verlages oder des Autors. Beide übernehmen daher keine Haftung für eventuelle Unrichtigkeiten. Ebenso ist jegliche Haftung für alle Schäden an Personen, Sach- und Vermögensgegenständen ausgeschlossen.

Vor der Einnahme von CBD sollte sicherheitshalber generell der Rat eines Arztes und oder Apothekers eingeholt werden.

Das Buch basiert auf einem persönlichen Erfahrungswert im Zuge der eigenen Rauchentwöhnung mit CBD. Als grundlegende Quelle diente dabei das Wissen aus einem vorab besuchten online Rauchstop-Webinar, welches von der Krankenkasse AOK angeboten wurde.

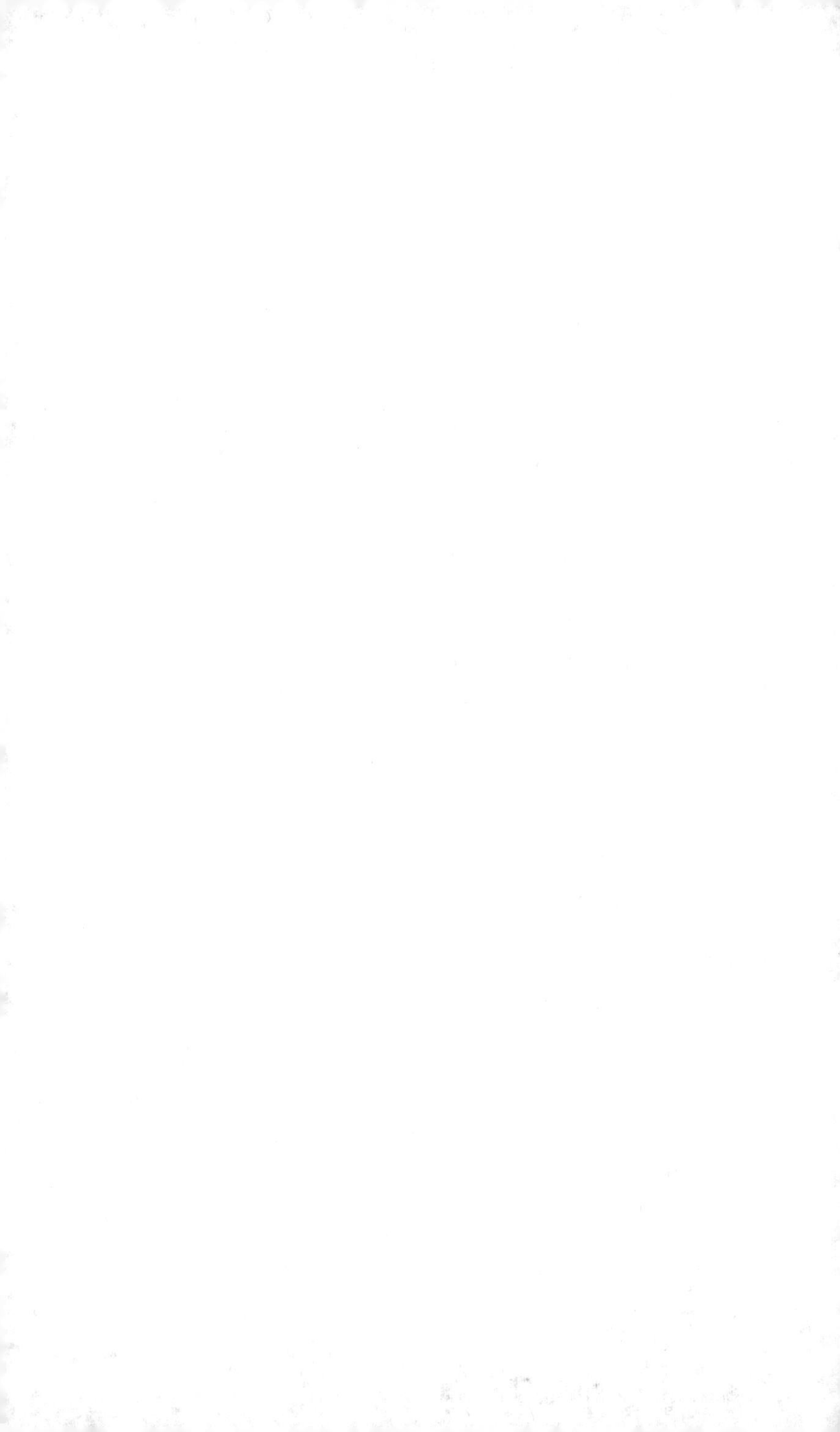

www.ingramcontent.com/pod-product-compliance
Lightning Source LLC
Chambersburg PA
CBHW061728250726
48657CB00002B/834